DIETA A BASE DE PLANTAS

Guía paso a paso para un plan de comidas naturales y saludables

Escrito por:

Delia Flowerday

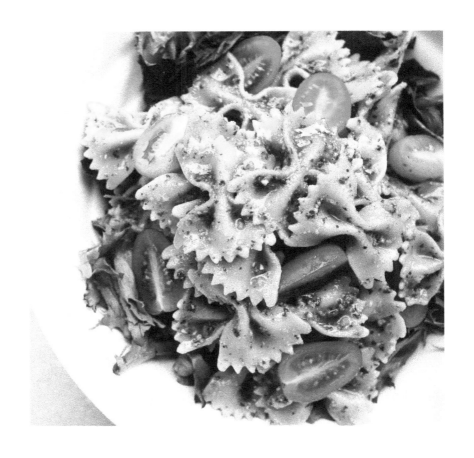

Table of Contents

Introducción

Una de las más populares dietas veganas que las personas han estado esperando para intentar o se han sentido curiosos al respecto es la dieta *Raw Till 4* (cuya traducción literal sería "Crudo hasta las 4") la cual se ha hecho increíblemente popular debido a un vegano en un sitio de videos viral. En la actualidad, creo que tiene un seguimiento de ochocientos mil o más veganos a base de plantas. La mayoría de las personas que usan esta dieta han dicho que han intentado con otras y esta fue la mejor para ellos; dietas veganas bajas en carbohidratos, como la dieta cetogénica o la paleo; y la dieta Engine 2 en el lado opuesto a la dieta cetogénica. Algunos prefieren dietas altas en carbohidratos y bajas en grasas, la dieta vegana de desintoxicación e incluso la dieta vegana de comida chatarra, la cual les encanta porque prueba que ser al ser vegano no tienes que adherirte a comidas saludables "aburridas", sino que, en su lugar, puedes comer comidas increíblemente sabrosas también.

Uno de los más obvios beneficios de los veganos que tienen a ser más delgados y capaces de mantener un peso más saludable que la mayoría de los carnívoros. Como con cualquier dieta, esto depende de lo que comas. Hay muchos substitutos de carne y queso que son veganos, pero algunos pueden ser altos en calorías y otras cosas que pueden hacerte ganar peso si eso es todo lo que comer o artículos relacionados con comida chatarra. Muchas compañías están entendiendo que más personas están volviéndose veganos, y por esto, quieren sacar más substitutos, y muchas personas se abastecen de estos porque no hacen la investigación debida sobre como deberían estar comiendo. Esto causa ganancia de peso. Otro problema para los nuevos veganos es que escuchan a las personas que hacen dietas de moda. Un ejemplo de esto es sitios de videos virales. Mucha de la información de estos videos es sólida y bien informada, otras no mucho.

Ha habido personas en estos canales diciendo a la gente que deben comer alrededor de cinco mil calorías al día en frutas y solo ejercitarse una hora. Obviamente, este puede no ser el mejor consejo porque eso es demasiada azúcar y calorías con solo una hora de ejercicio. No serás capaz de quemar tantas calorías con tan poco tiempo de entrenamiento. Esto puede hacer que te inflames y tengas una serie de problemas de salud. Otra dieta de moda que ha estado bajo escrutinio es la Raw Till 4, simplemente porque los nutricionistas han dicho que es peligrosa, específicamente si estas siguiendo a algunas personas en estos sitios virales, especialmente cuando lo llevan a extremos. Así que, es importante saber lo que estás haciendo con tu dieta. Comer apropiadamente puede hacer a un vegano más delgado; comer impropiamente puede hacer lo contrario.

Dado que no comerás carnes o lácteos, es probable que comas comidas con un montón de grasas saturadas. Las grasas saturadas están relacionadas con colesterol alto y riesgo incrementado de enfermedad cardíaca. Baja presión sanguínea es otro gran beneficio de eliminar los productos animales de tu vida.

Capítulo 1. ¿Qué es una dieta a base de plantas?

La pregunta es más como: ¿cuál es la diferencia entre una dieta a base de plantas y el veganismo?

Ambos enfoques alimenticios no involucran consumo de carne Pero si los veganos están éticamente motivados, aquellos que siguen una dieta a base de plantas también rechaza todo lo que es procesado a un nivel industrial y no saludable.

Los veganos se abstienen de comer cualquier producto animal De acuerdo con la Sociedad Vegana: "El veganismo es una forma de vida que intenta excluir, tanto como sea posible y practicable todas las formas de explotación y crueldad hacia los animales por la comida, ropa o cualquier otro propósito". (La Sociedad Vegana, s.f.).

Esto significa que muchos veganos no compran artículos de cuero y su dieta es mayormente una filosofía ética, que excluye la explotación de los animales en todos los aspectos de la vida. Sin embargo, esto no significa que necesariamente comen comidas sin procesar. La persona vegana no rechaza ningún producto industrialmente procesado, como bocadillos o chucherías (como oreos), helados o bebidas gaseosas que sean apta para veganos.

Sin embargo, una dieta a base de plantas está basada en el consumo de fruta, vegetales y cereales integrales, evitando así (o minimizando) la ingesta de productos animales y comidas procesadas. Esto significa que incluso los postres veganos hechos con azúcar refinada o harina blanqueada no están incluidos en una dieta a base de plantas. En resumen, ambas dietas evitan comer hamburguesas (del tipo con carne o pollo), pero por razones diferentes: los veganos porque no comer carne y aquellos que siguen una dieta a base de plantas porque no comer comidas procesadas y grasas hidrogenadas, y lo hacen por razones de salud.

Capítulo 2. La ciencia de una dieta a base de plantas y comer saludable

Mientras que no hay duda de que los humanos fueron destinados a comer frutas, vegetales y cueces desde el inicio, un cambio tomó lugar a introdujo una larga confusión, mezclando a los humanos con las especies omnívoras. Científicamente hablando, una dieta a base de plantas es mucho más beneficiosa y menos perjudicial para los humanos, por lo que es recomendado cambiar de carnes a cereales integrales, legumbres, vegetales y otras comidas nutritivas de este tipo.

Cambiar a una dieta a base de plantas es beneficiosos por muchas razones. Si estas sufriendo de cualquier tipo de enfermedad o tienes problemas de obesidad, debes enfocarte en una dieta a base de plantas como una forma de mejorar tu salud y reducir tus síntomas, si es que no curar la enfermedad completamente. La nutrición es una herramienta poderosa que puede ser usada para grandes propósitos, como ayudar a aliviar el dolor y los problemas de salud. Mejorar el metabolismo y el sistema inmune, así como fortalecer tu cuerpo y mejorar tu humor.

Incluso si no tienes ningún problema relacionado con la salud, debes cambiarte a una dieta a base de plantas como un medio de prevenirlos. Los ingredientes naturales como frutas, legumbres o vegetales están llenos de valores nutricionales necesarios para el funcionamiento diario de nuestros sistemas. En todos los casos, las comidas enteras o naturales son siempre mejor que las comidas procesadas, ya que no contienen ningún químico o sustancias innaturales que puedan ser perjudiciales para nuestra salud.

Además de aumentar tu salud, una dieta a base de plantas puede disminuir los riesgos de muchas enfermedades; entre ellos, los más serios como enfermedades cardíacas, diabetes tipo 2 y ciertos tipos de cáncer. Muchos estudios en institutos de investigación han probado estas afirmaciones ser correctas, como, por ejemplo, un estudio conducido en la revista "JAMA Internal Medicine", que fue seguido en alrededor de 70.000 personas y sus hábitos alimenticios. Este estudio ha probado que una dieta a base de plantas puede mejorar significativamente tu salud y alargar tu vida también. Por esto, cambiarte a una dieta a base de plantas es una de las mejores cosas que poder hacer por ti mismo y tu bienestar general.

Las personas que consumen productos a base de plantas tienen un más bajo riesgo de desarrollar enfermedades o tener derrames a causa de la fibra, vitaminas y minerales que vienen junto con una dieta a base de plantas. La fibra, vitamina y minerales, así como grasas saludables, son sustancias esenciales que tu cuerpo necesita para funcionar apropiadamente. Una dieta a base de plantas además mejora los niveles de lípidos en la sangre y mejora tu salud cerebral también. Hay una disminución significativa de colesterol malo en personas que siguen una dieta a base de plantas.

¡Nunca es demasiado tarde para cambiar tu dieta! Ya sea que tengas 18, 36 o 50, aun es recomendado cambiar a una dieta a base de plantas ya que nunca es tarde para hacerlo. Estas dietas tienen resultados rápidos y efectivos que notarás incluso después de las primeras semanas de comer alimentos a base de plantas. Los primeros resultados que notarás serán es sentido de logro y satisfacción que viene con seguir una dieta saludable. Notarás que tu humor ha mejorado, en adición a no sentirte pesado después de una comida, en su lugar, sentirte lleno, satisfecho y con energía. Después de un periodo de seguir una dieta a base de plantas comenzarás a notar los beneficios de la salud que esto conlleva. Tus problemas relacionados con la salud serán reducidos y sentirás un alivio significativo en términos de dolor e incomodidad que hayas estado sintiendo.

Es importante saber que cuando te cambiar a una dieta a base de plantas no estarás en una ningún tipo de dieta de privación. Muchas personas relacionan una dieta a base de plantas con una dieta donde te privas a ti mismo de carne y lácteos. Sin embargo, cuando cambias a una dieta a base de plantas no sentirás como que te estas perdiendo de algo, ya que tu gusto se adaptará a tus nuevos hábitos alimenticios. El cuerpo humano está constantemente adaptándose a las diferentes entradas, y después de un tiempo, la comida a base de plantas se sentirá sabrosa y natural para ti. Las comidas preparadas de los ingredientes saludables y nutricionales son muy deliciosas especialmente su sigues las recetas correctas. Sigue esta guía para aprender algunas recetas geniales basadas en una dieta a base de plantas e intenta algunas especialidades, nunca querrás volver a tus viejos hábitos alimentación otra vez.

Transitar de una dieta de carne a una dieta a base de plantas no es tan difícil como todo creen. Puedes hacerlo gradualmente, al incrementa tu ingesta de frutas y vegetales mientras disminuyes tu ingesta de carne y lácteos. Minimizar el consumo de carne al comienzo hará la transición parezca sin esfuerzo más adelante ya que no tienes que introducir cambios drásticos inmediatamente. En lugar de carne y lácteos, debes comenzar a consumir las siguientes comidas:

- Frutas como manzanas, bananas, uvas, entre otros.

- Vegetales como col, lechuga, pimientos, maíz, entre otros.

- Tubérculos como papas, remolacha, zanahorias, entre otros.

- Cereales integrales como arroz, avena, mijo, trigo integral, entre otros.

- Legumbres como frijoles, frijoles negros, garbanzos, entre otros.

Así, tu dieta estará basada en frutas, vegetales, tubérculos, cereales integrales y legumbres. Pueden comenzar a implementar estos cambios al reemplazar la carne en tus recetas y platillos favoritos con hongos o frijoles. Gradualmente, perderás completamente el hábito de consumir carne y cambiar a una dieta completa a base de plantas. Para ayudar en tu proceso de transición, debes agregar más calorías de legumbres, cereales integrales y vegetales a tu rutina diaria, ya que esto te hará sentir más lleno, y así, reducir tu deseo de comer carne y lácteos.

Tan pronto como comiences a cambiar tu dieta notarás como tu cuerpo reaccionar positivamente al recibir todos los nutrientes que necesita para funcionar apropiadamente. Las comidas en las que debes concentrarte incluyen frijoles y también todas las legumbres, bayas, brócoli, repollo, coles, nueces y col rizada.

Antes que entremos en el detallado programa de 4 semanas para cambiar a una dieta a base de plantas, aquí hay unos pocos consejos que pueden ayudarte a hacer la transición más fácil.

- Incluye frutas y vegetales en cada comida del día. En lugar de picar barras de chocolate, cambia a fruta o barras tradicionales. Recuerda: ¡Una manzana al día, de un médico te ahorraría!

- Disminuye tus porciones de carne gradualmente. Pon menos carne en tu plato y más vegetales. ¡Asegúrate que un tercio del plato consista en ingredientes a base de plantas!

- Puedes hacer la transición lentamente al introducir dos o tres días libres de carne en tu plan semanal. A medida que el tiempo pase te acostumbrarás a usar este sistema y serás capaz de saltarte la carne más a menudo, hasta que hayas cambiado completamente a la dieta a base de plantas.

Además de los muchos beneficios médicos de cambiar a una dieta a base de plantas, también hay algunos beneficios cosméticos poderosos e indisputables. Muchos estudios han mostrado que hay una relación significativa y fuerte entre el consumo de productos lácteos como leche, mantequilla o queso, y condiciones indeseables de la piel como acné, eczema y señales tempranas de envejecimiento. La leche contiene muchas propiedades similares a la hormona de testosterona debido a otras hormonas como progesterona llegan a la leche. Es pensado que estas hormonas estimulan las glándulas de aceite en la piel, especialmente las del rostro. Un exceso de sebo o aceite es producido, y, por ello, el acné ocurre. Este exceso de aceite obstruye tus poros y puede provocar otras imperfecciones cutáneas problemáticas como puntos negros y puntos blancos. Este ciclo continuo de poros obstruidos, imperfecciones y acné quita mucho de tu piel y puede causar cicatrices y estrés. Esto puede llevar a señales prematuras de envejecimiento y que la piel pierda tu elasticidad y vitalidad. Muchas personas que cambian a una dieta a base de plantas notan una mejora increíblemente rápida en la condición de su piel. Las personas que ha sufrido de acné y comienzan a comer comidas a base de plantas han notado como su piel aclara significativamente. Esto de ninguna manera es por casualidad. Eliminar o reducir grandemente los lácteos realmente puede ayudar a darle a tu piel una nueva vida. Si estas luchando con acné y has tratado casi todo bajo el sol como productos químicos agresivos, costosos tratamientos faciales y para la piel o incontables marcas diferentes que aclaman curar tus problemas de la piel, algo tan simple como una dieta a base de plantas puede ser la respuesta que has estado buscando.

Los seguidores de una dieta a base de plantas también se han entusiasmado con los excelentes beneficios antienvejecimiento de la dieta. El colágeno, algo que nuestros cuerpos producen naturalmente es abundancia cuando somos jóvenes, es el factor clave de lo que hace que la piel sea flexible, resistente, firme y tenga elasticidad. A medida que envejecemos, la producción de colágeno disminuye y nuestra piel sufre como resultado, volviéndose propensa a la flacidez y la delgadez. Mientras que esta es una parte natural e inevitable de la vida, la perdida de colágeno no tiene que ser tan drástica a medida que envejecemos. Una dieta a base de plantas ha sido probada que aumenta el colágeno en tu cuerpo al proveer todos los nutrientes importantes y aminoácidos que componen el colágeno y como es producido. En cierto sentido, suscribirse a una dieta a base de plantas es como tomar un sorbo de la fuente de la juventud. Frutas y vegetales como col rizada, brócoli, espárrago, espinaca, toronja, limón y naranja están llenos de vitamina C, que es un componente extremadamente importante para producir los amino ácidos que componen el colágeno. El tipo de proteína magra que se encuentra en las nueces es importante para mantener el colágeno alrededor, lo que aumenta la longevidad y resistencia de las células de la piel. Los vegetales rojos como los tomates, la remolacha y los pimientos rojos contienen licopeno, que es un tipo de antioxidante que protege la piel del sol y, al mismo tiempo, aumenta la producción de colágeno. Los alimentos ricos en zinc, como ciertas semillas y cereales integrales, también promueven el colágeno porque el mineral repara las células dañadas y reduce la inflamación. Muchos de los alimentos básicos a base de plantas contienen cantidades increíbles de todos estos nutrientes que aumentan el colágeno, de modo que ni siquiera tienes que salir de tu camino para buscarlos. ¡Esta todo allí frente a ti! Verte y sentirte joven nunca ha sido tan fácil. Realmente comienza con lo interno para hacer lo externo radiante y brillante, la belleza externa comienza desde adentro.

En resumen, no hay otra forma de hacerlo: ¡Cambiar a una dieta a base de plantas es bueno para tu corazón, tu salud, tu mente e incluso tu apariencia física! Los hechos del asunto son innegables. Los alimentos vegetales contienen muchos nutrientes increíblemente buenos que nuestro cuerpo necesita para funcionar correctamente. Hacer de estos alimentos una prioridad y centrar tus comidas en estos en lugar de simplemente comer verduras como acompañamiento o un trozo de fruta de vez en cuando hace una gran diferencia en tu salud Al comer una dieta rica en carne, lácteos y otros productos animales y alimentos procesados, es fácil perderse las vitaminas minerales, antioxidantes y otros nutrientes maravillosamente beneficiosos que se encuentran en las frutas, verduras legumbres, tubérculos, granos, nueces y semillas. Cambiar a una dieta a base de plantas te brinda la oportunidad de obtener todos estos ingredientes saludables que sin duda te llevarán a una vida mejor y más plena.

Capítulo 3. Beneficios de una dieta a base de plantas

Es esencial entender que una dieta a base de plantas no necesariamente significa eliminar permanentemente los productos animales de tu dieta. Involucra incorporar más y más plantas y vegetales a tu dieta. Es una forma de comer para satisfacerte mientras que no le niegas a tu cuerpo los nutrientes esenciales que requiere. La percepción está en la mente. Por lo tanto, antes de que uno decida apegarse a una comida a base de plantas, es imperativo alimentar tu pensamiento de que esto es lo mejor para tu cuerpo, mente y alma. De esa manera, comenzarás a desarrollar el sabor y el gusto por la comida a base de plantas y, con el tiempo, la encontrarás dulce y muy satisfactoria.

Una comida a base de plantas ha sido utilizada a lo largo de los años, tanto por su valor terapéutico como nutricional. Hay algunos vegetales que puede que no te parezcan sabrosos, deliciosos o dulces. Si una planta es amarga, puedes agregar condimentos de hierbas frescas, y algunos incluso se pueden mezclar para hacer un batido. Siempre intenta hacerlo de forma que puedas consumir cómodamente porque a veces no es muy dulce para la boca, pero sí muy bueno para el cuerpo.

Si comemos muchas plantas, significa que estamos obteniendo vitaminas, fibra y fitoquímicos. Estos son nutrientes que nuestros cuerpos son insuficientes, lo que nos impide tomar muchos suplementos. Mientras que las comidas veganas enfatizan estrictamente el comer alimentos a base de plantas y cero productos animales, las comidas a base de plantas incorporan proteína animal, pero en una cantidad mínima. Por lo tanto, las comidas a base de plantas son muy acomodaticias y menos restrictivas, lo que crea una transición suave y fácil cuando uno decide comenzar.

Principios clave de una dieta a base de plantas

- **Mucho énfasis en los alimentos integrales y un enfoque mínimo en los alimentos procesados.** Los alimentos integrales son principalmente a base de plantas, mientras que los alimentos procesados se componen principalmente de productos animales. Una dieta a base de plantas es rica en nutrientes y contiene menos calorías. Por esta razón, incluso cuando se toman en grandes cantidades, no es fácil para alguien aumentar de peso en comparación con los alimentos procesados. La facilidad de absorción y digestión y la fibra extra ayudan a prevenir el estreñimiento.

- **Se centra principalmente en la planta**. Lo cual incluye (pero no se limita a estos) frutas, cereales integrales, vegetales, legumbres, nueces y semillas. Estos deben constituir la mayor parte de los alimentos que se ingieren, y se debe ser muy estricto para seguir la dieta. Todas las porciones deben contener más plantas y menos proteínas animales para disfrutar de todos los beneficios.

- **La calidad es más importante que la cantidad.** Con esto me refiero a que fresco, disponible localmente u orgánico es más saludable y nutritivo. Puedes ponerte en contacto con los agricultores locales y obtener productos agrícolas frescos y prepararlos en casa. Recién salido de la granja es más nutritivo y muy sabroso. Los vegetales verdes pierden sus nutrientes con el tiempo si no se almacenan adecuadamente; por lo tanto, deben cocinarse mientras aún están verdes.

- **Siempre consume grasas que sean saludables, evita las grasas refinadas y el aceite procesado con muchos productos químicos**. Elije grasas insaturadas, que son muy buenas y saludables para tu corazón. Las grasas no saludables son difíciles de absorber y, a veces, conllevan algunos riesgos para la salud, como arterias bloqueadas y diabetes.

- **Comienza con tu desayuno a base de plantas porque esta es la comida que nadie pensaría que debería tener vegetales.** Puedes tomar ensalada de frutas; agregar espinacas o col rizada a tus huevos o hacer un batido de coliflor. Un desayuno saludable todas las mañanas es crucial y debe tomarse con seriedad, especialmente si se ha iniciado una dieta vegetariana. Le dará a tu cuerpo la energía necesaria para comenzar y pasar el día, haciendo que tu cerebro esté activo durante todo el día.

- **Experimenta con al menos una planta cada semana.** Aumentará la variedad de verduras a las que estás acostumbrado cada semana. Además, también aumentará tus nutrientes cada semana, pero también hará que tengas una variedad para elegir, reduciendo así las restricciones. También te expondrá a un gran mundo de las diversas comidas a base de plantas y las categorizará como: fáciles de preparar, favoritas, más nutritivas y más sabrosas.

Beneficios de salud de una dieta a base de plantas

Reduce el riesgo de obesidad

En todo el mundo, millones de personas luchan contra la obesidad o problemas relacionados con el peso. A veces, puede deberse a hábitos alimenticios, estilo de vida o genética. Hoy en día, la gente no logra perder peso. Tener una rutina de ejercicios realista es crucial en comparación con las pastillas para adelgazar, que son muy dañinas para el cuerpo.

La investigación clínica ha demostrado que una dieta más basada en plantas puede ayudar a disminuir la obesidad, promoviendo una pérdida de peso saludable. Un estilo de vida vegano y vegetariano tiene un riesgo significativamente bajo de obesidad o sobrepeso. Una dieta a base de plantas a menudo tiene un alto contenido de fibra, que es buena para la digestión y previene el estreñimiento. Esto ayuda a limpiar el tracto digestivo, aumentando así el metabolismo del cuerpo. Una dieta a base de plantas es una forma muy saludable de perder peso sin preocuparte tanto por que tu cuerpo no obtenga los nutrientes necesarios. También es importante tener en cuenta: No todas las dietas vegetarianas son saludables.

La obesidad puede causar muchas complicaciones relacionadas con la salud y, en casos graves, incluso puede promover la morbilidad. Entonces, ya sea que desees perder peso por razones de salud o para mantenerte en forma, las comidas a base de plantas son la mejor opción. Si comparas las necesidades de alimentos de la habitación en su estómago, te darás cuenta de que las comidas basadas en plantas ocupan menos espacio. Por lo tanto, consumirás menos calorías.

Reduce el riesgo de cáncer

El cáncer no puede ser curado con una dieta a base de plantas. Esta ayudará a reducir las probabilidades de contraer cáncer, pero debe acompañarse de hábitos y comportamientos saludables. Algunos de estos comportamientos saludables incluyen el límite de alcohol, el ejercicio y mantener un peso corporal normal de acuerdo con el índice de masa corporal (IMC).

Una dieta a base de plantas puede ayudar a prevenir un porcentaje significativo de casos de cáncer y si al menos puede prevenir, entonces es un hábito dietético que vale la pena emular. La dieta a base de plantas debe tener muchas frutas, frijoles, nueces, semillas y granos, así como algunos alimentos animales limitados que pueden prevenir el cáncer. Ese tipo de dietas contienen fibra, minerales y vitaminas que dificultan el crecimiento de células cancerígenas.

Los alimentos que se deben evitar incluyen, entre otros: comidas rápidas como hamburguesas con queso, salchichas, papas fritas, Nuggets de pollo y perros calientes; azúcar refinada, alimentos enlatados, azúcar agregada, edulcorantes artificiales y alimentos de origen animal procesados. Los fitoquímicos disponibles en las comidas a base de plantas pueden combatir y frustrar las células cancerosas. Por lo tanto, es esencial reemplazar los alimentos poco saludables con alimentos de origen vegetal para llevar una vida más saludable y plena.

El cáncer es ahora un problema mundial que afecta tanto a niños como a adultos, tanto pobres como ricos, y el costo del tratamiento del cáncer puede agotar los recursos financieros de una familia. A veces, es necesario realizar una financiación colectiva para recaudar el dinero necesario para el tratamiento. Por tanto, es fundamental adoptar el hábito de llevar una dieta a base de plantas y formarla para que forme parte de ti hasta que tu sistema se acostumbre a ella.

Comienza con las plantas con las que estás familiarizado y que están disponibles localmente en tu área. Luego, mientras lo preparas, prueba rutinariamente nuevas recetas saludables a base de plantas, y si trabajas durante el almuerzo, considera empacar tu almuerzo desde casa. Los alimentos procesados y poco saludables en la dieta pueden aumentar rápidamente el crecimiento de células cancerosas en pacientes con cáncer. Las comidas a base de plantas también se pueden usar como desintoxicante, especialmente cuando se licuan. Esto se aplica a las frutas y verduras que se pueden comer crudas.

Bajo riesgo de enfermedad cardíaca

La mayoría de las comidas a base de plantas son saludables para el corazón, ya que favorecen el funcionamiento general del corazón. Las comidas a base de plantas reducen el riesgo de desarrollar enfermedades relacionadas con el corazón, como presión arterial alta o baja, ataque cardíaco y problemas de hígado. Sin embargo, debemos señalar que la calidad de los alimentos consumidos y los tipos son muy importantes. Esto se debe a que los nutrientes de alta calidad tienen los nutrientes necesarios para el funcionamiento de los órganos, lo que los hace prácticos y saludables.

El corazón es el sistema circulatorio central, es responsable de agregar oxígeno en la sangre, luego bombearlo por todo el cuerpo, y cuando se detiene, uno se muere. No todas, pero si varias enfermedades del corazón, están asociadas con hábitos alimenticios poco saludables, consumo excesivo de alimentos procesados y falta de ejercicio. Esta dieta implica comer alimentos con menos grasas. La ventaja de esto es que promueve un corazón sano, lo que, a su vez, puede conducir a un estilo de vida saludable. Por lo tanto, la mayoría de las enfermedades cardiovasculares se pueden prevenir adoptando una dieta a base de plantas.

Bajo riesgo de diabetes tipo 2

Una dieta a base de plantas no solo reduce el riesgo de contraer diabetes tipo 2, sino que también puede ser una forma muy eficaz de controlar la diabetes. Los estudios han demostrado que existe una alta prevalencia de diabetes tipo 2 en relación con los patrones de alimentación que consisten principalmente en alimentos procesados, proteínas animales y azúcares refinados.

Una dieta a base de plantas tiene beneficios potenciales ya que mejora la resistencia de la insulina en el cuerpo, promoviendo el peso corporal recomendado y saludable. El aumento de fibra mejora las interacciones con los alimentos al tiempo que disminuye la cantidad de grasas saturadas en el cuerpo. Aquellos que aman comer carne tienen el doble de probabilidades de tener diabetes más adelante en la vida en comparación con aquellos que comen más plantas. Las comidas a base de plantas contienen una alta sensibilidad a la insulina, lo cual es crucial para mantener el nivel de azúcar recomendado que es saludable.

Digestión mejorada

La digestión de los alimentos es fundamental porque determina la absorción. Una dieta a base de plantas está naturalmente repleta de fibra, lo cual es clave para una digestión adecuada y mejor. La fibra aporta volumen adicional a las heces mientras ayuda a regular, por lo tanto, suaviza la eliminación de los alimentos y las heces no digeridas. Cuando la absorción es adecuada, el cuerpo se siente funcional y activo.

Cuando la digestión es realizada correctamente, se reduce el malestar asociado con los problemas derivados de la indigestión, comer en exceso y comer alimentos grasos que permanecen más tiempo en el estómago y tardan más en digerirse y absorberse. Esto significa que los nutrientes necesarios y saludables se absorben fácilmente en el torrente sanguíneo y los desechos se eliminan cómodamente sin molestias ni dolor. Beber mucha agua es recomendado, ya que también facilita la digestión.

Aumenta la energía naturalmente

Una dieta a base de plantas es muy rica en minerales y vitaminas, que aportan mucha energía a las personas. Los nutrientes también actúan como antioxidantes, y las proteínas y grasas saludables estimulan el funcionamiento del cerebro y hacen a uno más alerta. Una dieta a base de plantas es fácil de digerir y tiene esa energía extra que libera al cuerpo, lo que le permite al cuerpo estar más activo, estimular el pensamiento y mejorar el estado de ánimo. Esta es la razón por la que la mayoría de los atletas profesionales aman y prefieren las comidas a base de plantas.

Las comidas rápidas tardan más en digerirse, ralentizan el metabolismo y dejan el cuerpo débil e inactivo, por lo que pueden provocar un aumento de peso innecesario. La energía natural es más efectiva que la energía derivada de las bebidas energéticas, ya que proviene de la satisfacción y no de un impulso instantáneo. Por ello, es fundamental que todos, no solo los deportistas, consuman gran cantidad de proteínas vegetales para que puedan disponer de energía natural para realizar las tareas diarias.

Cabello, piel y uñas saludables

Esto puede parecer absurdo, pero es cierto: La salud de tu cabello, piel y uñas se basa en un 90% en tu dieta. Lo que alimenta a tu cuerpo y entra en tu cuerpo se reflejará en el exterior. Las vitaminas y minerales son buenos para la piel, reparan las células muertas y le dan a la piel espacio para respirar. La carne y los productos lácteos pueden causar inflamación, que será visible en la piel. Pero para lograr una superficie lisa, se consistente con tu dieta a base de plantas y se paciente porque el cambio no se realizará de inmediato, sino después de mucho tiempo. Tu piel también puede aparecer hidratada y no seca; esto es un signo de más comidas a base de plantas en la dieta.

Alimentos a base de plantas y tu salud

Aquellos que aman la carne y la comida rápida a menudo tienen dificultades cuando comienzan una dieta a base de plantas y, a veces, incluso pueden encontrarla molesta. Los médicos recomendarán reducir la ingesta de proteínas animales y maximizar la de las plantas, pero ¿cuántas veces hemos ignorado las recomendaciones de los médicos? No se siente cómodo con la vida acelerada actual, que no te da tiempo para preparar una comida casera.

Además, algunas personas se quedan en lugares alejados de los agricultores o donde el acceso a productos agrícolas frescos no es fácil; sin embargo, hay algunos consejos que puedes utilizar para no quedarte sin existencias y empezar a disfrutar. Puedes comprar alimentos a granel por valor de una semana y asegurarte de almacenarlos correctamente. Un almacenamiento deficiente puede estropearlos, haciéndolos inadecuados para el consumo humano.

En comparación con la comida rápida y procesada, las comidas a base de plantas pueden ser un poco caras, por eso algunas personas pueden sentirse tentadas a comer comida rápida durante el almuerzo, que es más barata y está fácilmente disponible. Por lo tanto, es útil analizar los beneficios a largo plazo, los riesgos potenciales y tu estado de salud. El costo de los medicamentos es o tal vez incluso más caro que el de las plantas y verduras. Este beneficio a largo plazo hace que valga la pena invertir en comidas a base de plantas, que son frescas, nutritivas y saludables.

Ten en cuenta que las personas que tienen algunas de las enfermedades mencionadas anteriormente no son vegetarianas, y esta dieta a base de plantas no evitará que uno contraiga esas enfermedades, pero si puede reducir el riesgo. Tu médico debe darte su consentimiento si estás tomando medicamentos o si tienes algunas alergias o simplemente para que el médico te dé la aprobación de que está bien comenzar una comida a base de plantas.

Algunas personas son alérgicas a algunos cereales o frutos secos; puedes obtener una alternativa que sea saludable y que tenga el mismo de mejor valor nutricional. Las plantas deben incluirse desde la primera comida del día, que es el desayuno. Incluye todo lo que puedas, hazlo apetitoso y atractivo, si no sabes por dónde empezar no te preocupes ya que los siguientes capítulos tienen algunas recetas simples pero efectivas que puedes utilizar. Las recetas contienen desayuno, almuerzo y cena.

Si estás haciendo una dieta a base de plantas por razones de salud, si es posible, trae a tu familia a bordo, hazles saber por qué has decidido cambiar tus hábitos alimenticios. Lo más probable es que se sientan muy agradecidos y le brinden el apoyo moral necesario que necesitas, también los ayudará, ya que también consumirán alimentos vegetales saludables, por lo que vivirán vidas más saludables y plenas.

Los familiares y amigos también pueden darte recomendaciones sobre dónde obtener productos frescos; pueden motivarte y animarse mutuamente. Comer comidas a base de plantas te ayudará a tener un estilo de vida saludable. Las personas que viven vidas saludables, tienen vidas más satisfactorias y gratificantes, por lo tanto, son más felices y menos ansiosas. También son activos y no son conscientes de su cuerpo, ya que rara vez tienen sobrepeso.

No todas las dietas a base de plantas son saludables de la misma manera, así como no todas las proteínas animales son dañinas. Entonces, cuando te embarques en una dieta a base de plantas, confirma y vuelve a verificar la calidad y los valores nutricionales. La mejor parte de una dieta a base de plantas es la tasa baja en calorías y es menos grasosa. Asegúrate de tomar las calorías recomendadas sin excederte ni privarte.

La mejor noticia con una dieta a base de plantas es que no se te restringe permanentemente la ingesta de proteínas animales, sino que puedes tenerlas en cantidades muy mínimas. Esta es una buena noticia para los amantes de las proteínas animales y hace que el plan de comidas sea viable y valga la pena probarlo. La dieta también es progresiva en el sentido de que puede comenzar lentamente y no necesariamente reducir toda la ingesta de proteínas animales de una sola vez.

Actualmente, los trabajadores de la salud alientan a las personas que no están enfermas a comer de manera saludable para aumentar su inmunidad y ayudar a su cuerpo a combatir algunos patógenos sin medicamentos. También es interesante notar que los medicamentos se elaboran con hierbas y algunas plantas. ¿Por qué esperar a enfermarse si una comida a base de plantas puede prevenir algunas enfermedades?

Una dieta a base de plantas, por lo tanto, es una dieta esencial, y si todos pueden comenzar, entonces podremos tener una nación más saludable. Es una de las dietas vegetarianas más inclusivas. Los diferentes lugares tienen diferentes plantas según la temporada para que puedas aprovechar la temporada y comprar productos frescos y locales y disfrutar de los nutrientes crudos.

Además, puedes relacionarte con los agricultores locales y asegurarte de obtener productos de calidad por tu dinero o, en su lugar, comprar inmediatamente de la granja y preparar el mismo día, preservando así los nutrientes. Una dieta a base de plantas no es fácil, pero es realista y factible siempre que te lo proponga. Redefínete hoy a ti mismo y comienza a consumir una dieta a base de plantas.

Capítulo 4. Superalimentos veganos

Para ser claros, la mayoría de los superalimentos ya son veganos, pero hay algunos que son particularmente altos en contenido de nutrientes. Los siguientes son los mejores superalimentos veganos disponibles en la actualidad. Estos deben ser incorporados a tu dieta cada vez que tengas la oportunidad. Los siguientes son doce de los mejores superalimentos que encontrará en su supermercado local:

Verdes de hojas oscuras

La col rizada, la acelga, la espinaca y las hojas de berza se clasifican como verduras de hojas verde oscura y estos superalimentos deben incorporarse a su plan de alimentación diario. No solo son una gran ayuda digestiva debido a su alto contenido de fibra, sino que también son fuentes densas de vitaminas C y K, zinc, calcio, magnesio, hierro y ácido fólico. Tienen un alto perfil antioxidante que ayuda al cuerpo a eliminar los radicales libres dañinos, lo que, a su vez, reduce el riesgo de cáncer, enfermedades cardíacas y accidentes cerebrovasculares.

Bayas

Los pequeños antioxidantes de la naturaleza son también las frutas más deliciosas y delicadas que conocemos. Las bayas albergan una serie de beneficios para el cuerpo y cada una tiene sus propios poderes especiales:

- ¡Las fresas contienen más vitamina C que las naranjas! Son ricas en antioxidantes y nos aportan fibra, potasio, antocianinas y ácido fólico. Las fresas reducen el riesgo de cáncer, apoyan el control de la diabetes y son excelentes antiinflamatorios.

- Los arándanos son uno de los alimentos más ricos en antioxidantes que existen. Contienen manganeso y vitaminas C y K, apoyan la función cognitiva y la salud mental.

- Las frambuesas son ricas en vitamina C, selenio y fósforo. La investigación muestra que son beneficiosas para controlar el azúcar en sangre en los diabéticos. Son una gran fuente de quercetina que se sabe que ralentiza la aparición y el crecimiento de las células cancerosas.

- Las moras son increíblemente ricas en antioxidantes y fibra y están cargadas de fitoquímicos que combaten el cáncer. También están llenas de vitamina C y K.

Nueces y semillas

Los frutos secos y las semillas son los mejores amigos de los veganos cuando se trata de textura, variedad, grasas saludables y proteínas. Son increíblemente densos en nutrientes y contienen excelentes niveles de grasas, proteínas, carbohidratos complejos y fibra. Están cargados de vitaminas y minerales que se absorben fácilmente y son divertidos de comer, mientras que al mismo tiempo ayudan a proteger nuestro cuerpo contra las enfermedades. Cada nuez y semilla tiene sus propias características especiales:

- Los piñones tienen una cantidad excesiva de manganeso.

- Las nueces de Brasil son la principal fuente de selenio.

- Los pistachos son bien conocidos por su contenido de luteína que favorece la salud ocular.

- Las almendras y las semillas de girasol son excelentes fuentes de vitamina E.

- Los anacardos tienen más hierro que cualquier otro alimento de esta categoría.

- Las semillas de calabaza son una de las mejores fuentes posibles de zinc.

Aceite de oliva

Un elemento básico de la dieta mediterránea por una razón, este aceite es rico en antioxidantes y grasas monoinsaturadas que apoyan la salud cardiovascular, previene los accidentes cerebrovasculares y alimenta tu cabello y piel como ninguna otra cosa. A pesar de ser grasa, en realidad ayuda a mantener un peso saludable.

Champiñones

La mejor fuente de carne vegana que existe, pero es baja en calorías y rica en proteínas y fibra. Son una gran fuente de vitamina B, vitamina D, potasio y selenio. Tienen un alto contenido de antioxidantes, favorecen la salud de las bacterias intestinales y son beneficiosos para la pérdida de peso.

Algas marinas

Utilizadas en medicina durante siglos, las algas tienen propiedades antivirales y recientemente se han probado positivamente para matar ciertas células cancerosas. Las algas benefician los niveles de colesterol y son ricas en antioxidantes que han demostrado reducir la incidencia de enfermedades cardíacas. Las algas son increíblemente ricas en vitamina A, C, D, E y K, y también en vitaminas B. Están llenas de hierro y yodo, que es esencial para la función tiroidea, además de tener cantidades decentes de calcio, cobre, potasio y magnesio.

Ajo

El ajo es un poderoso aliado medicinal para tener a mano. Es rico en vitaminas B6 y C, pero lo más importante es que estimula la función inmunológica, reduce la presión arterial, mejora los niveles de colesterol y apoya la salud cardiovascular. El ajo fresco está repleto de antioxidantes que tienen un potente efecto sobre la salud en general.

Aguacate

El aguacate es una gran fuente de ácidos grasos monoinsaturados (MUFA, por sus siglas en inglés) que son un factor enorme en la función cardiovascular. Apoyan la absorción de vitaminas y minerales, piel, cabello y ojos saludables, mejoran la función digestiva y también contienen veinte vitaminas y minerales. Los aguacates proporcionan actividad antiinflamatoria y están cargados de fibra soluble.

Cúrcuma

Altamente antiinflamatorio y con potentes propiedades anticancerígenas. Se ha demostrado que proporciona alivio del dolor en afecciones artríticas y respalda la salud del hígado debido a sus altos niveles de antioxidantes. Sin embargo, la cúrcuma puede ser difícil de absorber, por lo que tomarla con pimienta negra mejora su capacidad de absorción.

Semillas de chía

Estas pequeñas semillas están llenas de ácidos grasos omega-3, de hecho, son una de las mejores fuentes veganas que existen. También son ricas en antioxidantes y están llenas de proteínas, calcio, hierro y fibra soluble. Debido a esto, se recomiendan para reducir la aparición de enfermedades cardiovasculares, diabetes y obesidad. Son curativas para el tracto digestivo, contribuyen a la sensación de saciedad, por lo que ayudan a perder peso, pueden ayudar a reducir el colesterol y, lo mejor de todo, cuando se mezclan con agua, son un excelente sustituto del huevo.

Legumbres

Se realizó un estudio que investigó qué tenían en común las personas y culturas más longevas del mundo. Lo único dietético que compartieron fue que las legumbres eran una gran parte de su dieta, de hecho, las personas que viven más tiempo en el mundo comen estas todos los días. Las legumbres son ricas en proteínas, fibra y carbohidratos complejos, pero también contienen potasio, magnesio, ácido fólico, hierro, vitaminas B, zinc, cobre, manganeso y fósforo. Estas pequeñas son muy nutritivas y están cargadas de fibra soluble que beneficia la salud del colon, alimenta a las bacterias saludables y reduce el riesgo de cáncer de colon.

Espirulina

La espirulina es un alga azul verdosa que está repleta de vitaminas, minerales y antioxidantes. Las algas son las verduras del mar y tienen los mismos beneficios que las verduras de la tierra en términos de ser densas en nutrientes, pero algo acerca de crecer bajo el mar las hace como el Superman de las verduras. Son una gran forma complementaria de proteína, pero también contienen potasio, magnesio, calcio, hierro, fósforo, vitaminas A y C. Benefician al sistema cardiovascular al reducir el riesgo de colesterol y presión arterial alta. También juegan un papel en la salud mental al respaldar la producción de serotonina mientras trabajan simultáneamente para ayudar a eliminar los metales pesados y las toxinas del cuerpo.

Capítulo 5. Comidas a evitar

Hay cinco categorías principales de alimentos que lentamente querrás eliminar de tu dieta para obtener todos los beneficios de una dieta de alimentos integrales basada en plantas. Las siguientes categorías ofrecen poco valor para tu salud y también dañan el medio ambiente.

Granos refinados

Los granos refinados constituyen la mayoría de las dietas de la mayoría de las personas. Estos tienden a incluir principalmente:

- Pan blanco
- Harina blanca
- Pasta blanca
- Arroz blanco

Se denominan "refinados" porque pasan por un proceso de extracción en el que la fibra y la mayoría de los nutrientes se extraen de sus formas naturales para aumentar su vida útil. Esto te deja con un producto alimenticio que carece de nutrientes pero que está cargado de calorías. Se ha demostrado que estos tipos de granos aumentan el riesgo de enfermedades cardíacas, diabetes y obesidad.

Azúcar agregada

El azúcar se esconde frecuentemente en todo tipo de alimentos. Muchas etiquetas de alimentos enumeran una serie de fuentes de azúcar para que parezca que el producto no incluye tanta azúcar como en realidad lo hace. Dado que las etiquetas enumeran los ingredientes de mayor a menor en cantidad, a menudo encontrarás dos o tres fuentes de azúcar como:

- Fructosa

- Glucosa

- Sacarosa

- Caña de azúcar

- Azúcar de remolacha

- Jarabe de maíz

- Jarabe de sorgo

> Aunque es posible que no veas el azúcar claramente etiquetado como es el caso de muchos productos que afirman ser saludables para ti, estos azúcares ocultos pueden sumarse cuando se combinan. Los azúcares agregados pueden afectar tu salud de varias maneras, desde caries hasta un mayor riesgo de enfermedad cardíaca. Dado que no hay beneficios para la salud por consumir azúcar agregada, la dieta de alimentos integrales a base de plantas excluye estos elementos y puede ayudarte a reducir tus antojos de azúcar al proporcionarte azúcares naturales que se encuentran en muchas frutas. Los alimentos que debes comenzar a eliminar de tu dieta incluyen:

- Refrescos

- Jugos de fruta

- El azúcar de mesa

- Cereales azucarados

- Golosinas

- Pasteles

- Tortas

- Galletas

Edulcorantes artificiales

Se cree que los edulcorantes artificiales son una alternativa más saludable a la azúcar procesada, pero eso es objeto de debate. Esta es la razón por la que muchas personas pasan de los refrescos regulares a los dietéticos. Los edulcorantes artificiales pueden engañar al cerebro haciéndole creer al cuerpo que está consumiendo azúcar, lo que desencadena la respuesta glucémica, lo que a su vez aumenta los niveles de insulina y glucosa. Cuando esto ocurre con demasiada frecuencia sin que se produzca realmente glucosa, que es el caso cuando se consume edulcorantes artificiales, tu cuerpo puede desarrollar resistencia a la insulina, lo que puede resultar en el desarrollo de diabetes tipo 2. Aparte de este importante problema de salud, los edulcorantes artificiales también pueden aumentar el riesgo de hipertensión arterial, obesidad, enfermedades cardíacas y accidentes cerebrovasculares, entre otros. Una dieta de alimentos integrales a base de plantas excluye todo tipo de edulcorantes artificiales como:

- Splenda

- Sweet 'n' low

- Equal

- NutraSweet

- Advantame

  En las etiquetas de los alimentos, estos tipos de edulcorantes artificiales se pueden enumerar bajo los nombres de:

- Aspartamo

- Acesulfamo de potasio

- Sacarina

- Sucralosa

- Neotame

Alimentos empacados

Los alimentos empacados a menudo están cargados de azúcares, grasas no saludables, ingredientes artificiales y carbohidratos refinados. Estos ingredientes por sí solos tienen serios efectos negativos para la salud y cuando se combinan pueden causar un gran daño por el consumo prolongado. Muchos alimentos envasados se crean para aumentar los antojos, lo que conduce a un consumo excesivo. Además, la mayoría tiene poco o ningún valor nutricional o fibra. Estos productos se pueden digerir rápidamente en el cuerpo debido a su falta de contenido de fibra y solo se necesita una mínima energía para procesarlos. Es por eso que a menudo te sentirás más hambriento poco después de comer alimentos empacados. No hay nada acerca de los alimentos empacados que se alinee con una dieta de alimentos integrales a base de plantas y, por lo tanto, deben evitarse. Los alimentos empacados incluyen:

- Papas fritas

- Comida congelada

- Galletas

- Barras de desayuno

- Meriendas

- Comidas instantáneas o comidas para microondas

Comidas procesadas

Los alimentos procesados incluyen una serie de elementos en los que se han eliminado los nutrientes naturales que deberían encontrarse. Este es el caso de muchos aceites vegetales y harinas refinadas. A pesar de que la mayoría de los aceites se derivan de fuentes vegetales, son los pasos utilizados para extraer estos aceites los que los hacen nocivos para la salud. Los pasos de extracción tienden a eliminar los nutrientes del aceite, por lo que todo lo que queda es la grasa que contiene una cantidad significativa de calorías con pocos beneficios nutricionales. Se dice que los aceites de origen vegetal como el aceite de coco, el aceite de oliva virgen extra o el aceite de girasol son opciones más saludables para cocinar. Si bien pueden brindarte algunos beneficios, no significa que debas incluirlos en tu dieta todos los días.

Muchos alimentos procesados también incluyen aditivos químicos que ayudan a prolongar la vida útil y mejorar el sabor. Vienen en forma de azúcares, sales y grasas. Incluso las opciones de alimentos saludables pueden ser altamente procesadas, como la mantequilla vegana, el queso de imitación y el tofu de pavo. Si bien pareciera que estos artículos pueden ser mejores para ti, ya que están etiquetados como veganos, a menudo no son buenos para tu salud.

Los productos animales procesados son algunos de los alimentos procesados más consumidos. Estos incluyen tocino, salchichas y fiambres preenvasados. Comer una dieta que contenga grandes cantidades de alimentos procesados te pone en riesgo de enfermedades cardíacas, diabetes, obesidad e hipertensión arterial.

Hay algunos grupos de alimentos que no es necesario eliminar por completo de una dieta de alimentos integrales a base de plantas, pero que deben consumirse mínimamente. Si bien las carnes de animales, los lácteos, los huevos y los mariscos pueden tener valor nutricional, también pueden aumentar el riesgo de enfermedades, especialmente las relacionadas con la presión arterial, el corazón y los niveles de colesterol. En el próximo capítulo, aprenderás qué alimentos debes intentar reemplazar con alternativas de origen vegetal.

Capítulo 6. Lista de compras y menú de ejemplo

Una cosa importante que te ayudará a comenzar y mantener un estilo de vida saludable a través de una dieta a base de plantas es saber qué tipo de alimentos e ingredientes alimentarios deben incluirse en tu lista de compras de una dieta a base de plantas. Con esto, te resultará muy fácil identificar y elegir variedades materiales o ingredientes para comidas integrales y a base de plantas que puedes utilizar mientras preparas tus comidas a base de plantas.

En caso de que por lo general te resulte muy difícil elegir entre qué comprar y qué evitar mientras compras ingredientes de origen vegetal en las tiendas de comestibles, aquí tienes una lista de compras completa para tu dieta a base de plantas. Esta lista de compras definitivamente te guiará para que no tomes decisiones poco saludables para tu comida a base de plantas.

Leche de soja

Es más seguro reemplazar la crema o la leche en tu café con leche de soja, que se sabe que es un importante portador de proteínas. En una sola taza de leche de soja, se estima que el contenido de proteína es de aproximadamente 7 g., y esto es suficiente para satisfacer tus necesidades de proteínas de origen vegetal.

Leche de almendras

Otra mejor alternativa a la leche de vaca en tu lista de compras dietéticas a base de plantas es la leche de almendras. La leche de almendras es una gran fuente de grasas saludables que es un sustituto perfecto y más saludable de la leche de vaca.

Leche de coco

Mucha gente difícilmente puede decir que la leche de coco contiene aproximadamente un 50% más de calcio en comparación con la leche de vaca. Por esta razón, la leche de coco es una gran crema al igual que en batidos. Más aún, puedes usar leche de coco para aumentar el sabor de los productos horneados a base de plantas.

Leche de anacardos

En caso de que seas un gran fanático del sabor de los anacardos, es posible que desees agregar un poco de leche cremosa de anacardos a tu lista de compras. Con esto, te ayudarás fácilmente a evitar cualquier aparición de leche de vaca que pueda contradecir tu dieta a base de plantas.

Leche de arroz

Otro producto asombroso a base de plantas que debe estar en tu lista de compras es la leche de arroz. Además de ser hipoalergénica, la leche de arroz tiene un contenido graso muy bajo. Lo más importante es que la leche de arroz tiene un contenido muy alto de vitamina B6, cobre, niacina, magnesio y hierro.

Leche de avena

Aunque es una alternativa relativamente nueva a la leche de vaca, la leche de avena es muy rica en proteínas. La leche de avena contiene aproximadamente 4 g. de proteína en cada porción con un contenido de fibra relativamente alto. La leche de avena es una de las fuentes saludables de fibra y proteína que es muy segura para tu lista de compras de dieta a base de plantas.

Leche de cáñamo

La leche de cáñamo es otra fuente de proteína completa. Se sabe que la leche de cáñamo también contiene las grasas omega-3 que tu cuerpo necesitará durante todo un día, y todo esto se puede disfrutar con una sola porción. ¿Está pensando en eliminar por completo la leche de vaca? Puedes reemplazarla con la leche de cáñamo, que es más saludable y segura para tu salud.

Hummus

Se sabe que el hummus es una salsa vegana increíble junto con algunas verduras o papas fritas. El hummus puede incluso servir como un mejor sustituto de la mayonesa al preparar un sándwich de verduras crujientes. Como siempre le digo a mi cliente: "Cada bocado de sándwich crujiente con hummus te llevará a una indulgencia irresistible en cada bocado (aunque es una indulgencia permitida)".

Verduras de hojas verde

No es necesario que sigas una dieta a base de plantas antes de que las verduras de hoja verde sean incluidas en tu lista de compras. Las verduras de hojas verde como la col rizada son imprescindibles para la mayoría de las comidas saludables. ¿Por qué son tan importantes en tu comida? Una taza de col rizada picada es suficiente para proporcionarte una gran cantidad de vitamina A, C y K.

Edamame

Para la mayoría de las personas, obtener suficiente proteína con una dieta a base de plantas parece imposible. Bueno, esto no es cierto, y posiblemente se deba a que las fuentes de proteínas basadas en plantas rara vez se anuncian. Ya sea que estés reduciendo o evitando la carne por completo, una taza de edamame es suficiente para proporcionarle a tu cuerpo con 17 g. de proteína. De hecho, el edamame es un bocadillo súper limpio que no debería faltar en tu lista de compras.

Fruta congelada

Agregar fruta congelada de bajo presupuesto a tu lista de compras es una gran ventaja para tu dieta a base de plantas. Una cosa única acerca de las frutas congeladas es el hecho de que, independientemente de la temporada, cualquier fruta a la que le pongas las manos esta viene con un paquete lleno de vitaminas y antioxidantes. Por ejemplo, se sabe que las bayas son un alimento para el cerebro que siempre debe formar parte de sus batidos.

Levadura nutricional

Mientras escribes tu lista de compras a base de plantas, no debe faltar la levadura nutricional. La levadura nutricional sirve como una mejor opción para reemplazar el queso, especialmente debido a su similitud con el queso en términos de textura y sabor. Espolvorea levadura nutricional en tus palomitas de maíz o tu pasta para hacer unos macarrones con queso vegano.

Quinua

La quinua es un portador de proteínas de alto peso con muchos minerales y vitaminas esenciales. La quinua también sirve como una base deliciosa a la hora de preparar un sofrito de verduras.

Plátanos

La incorporación de plátano a tu lista de compras puede servir como una mejor alternativa para un huevo en panqueques y pasteles.

Melaza

Si necesitas una fuente de calcio sin lácteos, la melaza puede ser el mejor ingrediente para incluir en tu lista de compras.

Anacardos

Al igual que la levadura nutricional, puedes usar anacardos como reemplazo de aderezo con queso para todas sus comidas veganas. Alternativamente, puedes preparar crema de anacardos para acompañar cada plato de pasta. Mejor aún, puedes decidir hacer un pastel de zanahoria cruda con queso crema de anacardos. Las variedades que puedes obtener del anacardo son casi infinitas.

Almendras

Es posible que tu dieta a base de plantas no esté completa sin almendras. Te interesará saber que las almendras son una gran fuente de manganeso y vitamina E. Con solo una mano, las almendras pueden convertirse en un bocadillo agradable y saludable.

Pan de cereales orgánicos germinados

Seguro no sabías que la mayoría de los panes contienen ingredientes lácteos. Por lo tanto, esta es la razón por la que tu lista de compras a base de plantas debe contener solo pan de grano orgánico germinado. Hacer esto no solo salvará tu estilo de vida de dietas basadas en plantas, sino que también te ayudará a evitar las posibilidades de comer un producto lácteo.

Algas

Para todos los veganos, ¡las algas marinas son imprescindibles! Las algas son ricas en ácidos grasos omega-3, por lo que puedes usar eso como una buena excusa para optar por una ensalada de algas más sensacional durante una salida nocturna de sushi.

Lentejas secas

Con las lentejas, estás seguro de unos 18 g. de proteína y 16 g. de fibra en una sola taza. Usar unas lentejas secas con quinua para tu hamburguesa puede ser una alternativa mejor y más saludable cuando anhelas una hamburguesa jugosa.

Zanahorias

Sin muchas molestias, puedes disfrutar de zanahorias en una amplia variedad, como al vapor, crudas, asadas o incluso en productos horneados. Una buena razón por la que las zanahorias no deberían faltar en tu lista de compras de dietas basadas en plantas es porque las zanahorias son ricas en vitamina A y C, betacaroteno y son un portador de fibra de alto peso.

Remolachas

La remolacha contiene mucho sabor con colores radiantes que pueden alegrar tu plato e incluso pueden servir como un aperitivo saludable y sabroso.

Alcachofas

Otro ingrediente picante para agregar a tu lista de compras de dieta a base de plantas son las alcachofas. Se sabe que las alcachofas tienen un sabor fuerte y picante, y son una adición excelente y saludable a tu plato de verduras. Nutricionalmente, las alcachofas son fuentes ricas en proteínas, la cual solo media taza puede ofrecer hasta aproximadamente 4 g. de proteínas.

Espárragos

Hay toneladas de fuentes de proteínas de origen vegetal, y una de las que puedes elegir en la tienda son los espárragos. Con un tono profundo de coloración verde, los espárragos son ricos en sabor con paquetes de proteínas, vitaminas B6, ácido fólico y potasio.

Tempeh

El tempeh es otro producto de soja fermentada, con una textura dura y un sabor a nuez que lo convierte en una opción perfecta cuando se necesita una fuente de proteína de origen vegetal. Por ejemplo, el tempeh glaseado de arce con col rizada y quinua es una fuente increíble, limpia y deliciosa de proteína vegana.

Aceite de coco

No es ningún secreto que venerado el aceite de coco es una mejor opción para hornear o cocinar en lugar de mantequilla. Entonces, cuando tengas la necesidad de poner un poco de mantequilla en tus papas fritas, el aceite de coco hará el trabajo perfectamente.

Aguacate

Los aguacates son un ingrediente dietético silencioso a base de plantas con muchos beneficios para la salud. Entonces, la próxima vez que necesites algo con una textura cremosa y se te venga a la mente algunos productos lácteos, simplemente agarra una bola de aguacate y estarás mejor con eso. Curiosamente, los aguacates están llenos de grasas saludables, vitamina B6, fibra, proteínas, potasio y magnesio.

Coliflor

Una de las verduras crucíferas más versátiles que conozco es la coliflor. Puede ir bien con masa de pizza, puré de papas o incluso como ingrediente principal al preparar un plato de curry de coco.

Calabaza

Si necesitas aumentar tus ácidos grasos omega-3, la calabaza es una fruta que puedes disfrutar de muchas formas en tu dieta. Con un sabor característico a verdura, la calabaza contiene una gran cantidad de vitamina B, potasio y hierro. Para las personas que son amantes acérrimos de la sopa, una sopa de zanahoria y calabaza en olla de cocción lenta seguramente les alegrará el día.

Setas

Cuando necesite una mejor alternativa a la carne en tu dieta a base de plantas, las setas pueden ser una elección perfecta. Con su textura carnosa y un alto nivel de jugosidad, se puede decir que las setas son suficientes para satisfacer sus antojos de un bocado de carne.

Avena

Cuando necesites una dosis saludable de proteína de origen vegetal para sentirte lleno de energía y satisfecho durante todo el día, la avena puede ser ese artículo perfecto que debes incluir en tu lista de compras.

Amaranto

Aunque es un grano menos popular, el amaranto es un grano dulce y de nuez con un sabor increíble. Una taza de amaranto es suficiente para llenarte con aproximadamente 6 g. de proteína. El amaranto es uno de los cereales de desayuno limpios y saludables que debes tener en tu lista de compras.

Harina de trigo sarraceno

Para las personas con intolerancia al gluten, la harina de trigo sarraceno es otra buena alternativa para aprovechar todas las proteínas y magnesio que tu cuerpo necesita para tener energía y vitalidad.

Teff

Solo si puedes mirar más allá del tamaño, teff empaqueta un ponche de proteína en sus diminutas semillas. El teff también es otra alternativa para cocinar sin gluten.

Semillas de lino, chía y cáñamo

Estas son semillas que están llenas de hierro, magnesio, fibra y grasas omega-3. Agregar semillas de lino, chía o cáñamo a tu ensalada matutina, horneadas en galletas o incluso en tu batido es una forma buena y saludable de comenzar un gran día.

Semillas de girasol

Las semillas de girasol son ricas en vitamina E, conocida por mejorar la concentración y la energía. Por lo tanto, puedes agregarlos a tus bocadillos cuando necesites aumentar tu nivel de energía.

Nueces

Otro ingrediente a base de plantas que debes tener tu lista de compras son las nueces. Ya sean molidas o crudas, las nueces son una gran fuente de magnesio, vitamina E y grasas omega-3.

Aquafaba

Estoy seguro de que puedes estar escéptico sobre el aquafaba, ya que puede sonarte muy extraño. Bueno, puede que sea un ingrediente dietético familiar, pero apuesto a que te alegrará saber acerca de sus enormes beneficios para la salud aquí. Aquafaba es otro buen ingrediente vegetal que debe incluir en tu lista de compras.

Aquafaba es el líquido con alto contenido de almidón que está presente en una lata de garbanzos cocidos. También se sabe que aquafaba es un gran agente espumante y espesante. Si has estado buscando una alternativa más segura a los huevos, estoy seguro de hacerte saber que el aquafaba es un mejor sustituto. Con una cucharada de aquafaba, puedes estar seguro de haber tomado una yema de huevo y dos cucharadas de aquafaba equivalen a una clara de huevo.

Seitán

¿Has estado buscando una forma de eliminar todas las formas de gluten en tu dieta a base de plantas? Luego, agregar seitán a tu lista de compras puede convertirse en la mejor y más segura ruta de escape del gluten. El seitán tiene una textura masticable y se combina perfectamente con muchas especias. Nutricionalmente, el seitán es rico en proteínas y no contiene colesterol.

Batata

La batata es un producto de origen vegetal que no debe faltar en tu lista de compras. La batata es un alimento muy nutritivo que está repleto de una gran cantidad de betacaroteno que combate el cáncer. Si necesitas una experiencia inmediata, es posible que desees probar la receta de batatas asadas con cúrcuma y cardamomo en tu dieta a base de plantas.

Salchichas vegetales

¿Has estado comiendo carnes falsas? En caso afirmativo, debes saber que las carnes falsas están cargadas con muchos ingredientes procesados. Puedes proteger tu cuerpo con una alternativa más saludable como la marca Field Roast. Además, puedes sustituir la salchicha de pavo con algunas salchichas de verduras como el hinojo y salchicha con relleno de pimienta, que es una mejor alternativa como una buena comida a base de plantas.

Hamburguesas vegetarianas

Las hamburguesas vegetarianas, como las hamburguesas de superalimento de frijoles negros, son bastante sencillas de preparar. Además de ser fáciles de hacer, también son deliciosas y saludables para tu dieta a base de plantas.

Yogurt de soja

Incluir un poco de yogurt de soja en tu lista de compras a base de plantas es una forma de mostrar más amor a tu intestino. En caso de que nunca lo supieras, el yogurt de soja está lleno de probióticos que son microbios saludables que mejoran la salud de tu intestino.

Agar agar

El agar agar es otro gran sustituto de la gelatina si esperas ser un vegano acérrimo y fiel. Es un ingrediente saludable que debes agregar a tu lista de compras de dietas a base de plantas.

Pasta de miso

Si alguna vez pensaste que los alimentos a base de plantas eran insípidos, estás equivocado. Con la pasta de miso, puedes intensificar tu lista de compras a base de plantas, ya que sirve como un mejor sustituto de la anchoa y también agrega umami a las verduras.

Caldo de verduras

En lugar de usar solo agua, puedes incluir caldo de verduras en tu lista de compras. El caldo de verduras es un reemplazo perfecto del agua, ya que agrega un sabor tentador a tu comida, especialmente al cocinar quinua.

Pasta de tomate

Por más común que sea la pasta de tomate, es una buena fuente de hierro además de ser ese ingrediente que agrega un tono rojo a tu guiso de lentejas. La pasta de tomate también es un buen ingrediente para tu lista de compras de dieta a base de plantas, ya que también contribuye a intensificar el sabor de tu comida.

Tomates secados al sol

¿Buscas una forma de aumentar la textura y el sabor? Los tomates secados al sol son otro ingrediente picante para tener en la cocina. Por lo tanto, asegúrese de que no falte en tu lista de compras basada en plantas.

Alcaparras

Otra adición salada y con sabor a tus comidas a base de plantas son las alcaparras.

Tahini o pasta de sésamo

La pasta de sésamo o tahini es otro gran condimento a base de plantas que es muy rico en minerales dietéticos como lecitina, potasio, fósforo, hierro y magnesio.

Capítulo 7. ¿Qué tiene de malo comer alimentos procesados?

Una mejor pregunta sería: "¿Qué no tiene de malo comer alimentos procesados?" En pocas palabras, los alimentos procesados son malos para ti. Son un no rotundo. Y ese hecho no se puede exagerar. Así está la cosa: Los alimentos procesados han sido modificados para mejorar su apariencia, mejorar su sabor y prolongar su vida útil. Para lograr esto, los fabricantes agregan un montón de productos químicos (se encuentran más de 6.000 productos químicos no naturales en los alimentos procesados) para colorear, dar sabor, endulzar, estabilizar, texturizar, blanquear, emulsionar, preservar, suavizar y ocultar los olores.

En otras palabras, cuando terminan, los alimentos procesados han perdido sus nutrientes y se han convertido en algo que, francamente, no debería permitirse en los mercados. La mayoría de las tiendas de comestibles están llenas de islas e islas de alimentos procesados y rara vez de algo que deberíamos poner en nuestros cuerpos. Encuentro que cuando voy a una tienda general como Ralphs o Safeway compro en la sección de frutas y verduras, algunos artículos aquí y allá y encuentro el **pan germinado de Ezekiel**. En cambio, soy un gran defensor de los mercados de agricultores.

Pero eso no es todo.

Los alimentos procesados en la tienda de comestibles han estado relacionados a una variedad de problemas de salud. Estos incluyen:

Obesidad. Con más de un tercio de la población mundial estimada como obesa o con sobrepeso, es evidente que la obesidad es un problema. ¡Lo que quizás no sepas es que la comida procesada es su animadora! ¿Cómo es eso? Bueno, para empezar, los alimentos procesados están hechos para ser muy gratificantes gracias a su alta concentración de carbohidratos simples que excitan los centros de recompensa del cerebro. De hecho, cuando comes alimentos procesados, tu cerebro "se regocija", tus receptores de dopamina se inundan y acabas deseando este sabor nuevamente y vuelves a caer. El cuerpo y el cerebro sienten la necesidad de recibir una nueva dosis de este impulso de glucosa para sentir esa oleada de "felicidad". Es por eso que muchas personas son adictas a los alimentos procesados dulces, grasos y salados. Las papilas gustativas y los receptores cerebrales se vuelven locos por ello. Para su cerebro, es como tomar una droga para sentirse bien. Eso no es todo; los alimentos procesados son sabrosos y los fabricantes se superan entre sí para mantenerlos así. Como resultado, una vez que los consumes, te encuentras comiendo más y más. Por alguna razón, no puedes dejar de comer hasta que no quede más comida. Todos estos factores, es decir, el hecho de que tienen un alto contenido de carbohidratos y desencadenan fuertes antojos, nos empujan en gran medida a un punto de exceso, lo que a su vez provoca un aumento de peso. Sin mencionar que tu cuerpo tiene dificultades para descomponer estos alimentos procesados. Estos carbohidratos nos hacen engordar y el exceso de carbohidratos se convierte en ácidos grasos y glicerol que luego se almacenan en diferentes depósitos de grasa alrededor del cuerpo si no los quemamos constantemente.

Diabetes

Existe una muy buena razón por la que se aconseja a las personas con diabetes tipo 2 que cambien su dieta para revertir la enfermedad. Lo que comes importa. Más precisamente, a los diabéticos se les dice que eviten los alimentos con alto contenido de azúcares (carbohidratos) para asegurarse de que no aumenten su azúcar en la sangre a niveles peligrosos. He visto cómo la diabetes mata a personas cercanas a mí, y he visto a mis amigos, jóvenes y viejos, ser diagnosticados con diabetes. No quiero que llegue al punto de que los médicos te digan que debes minimizar o evitar los alimentos con alto contenido de azúcares y carbohidratos, como los alimentos procesados, por temor a ser absorbido por esta enfermedad reversible basada en el estilo de vida. Un hecho aterrador es que para el 2050 un tercio de nuestra población tendrá diabetes. Por favor, no dejes que seas tú.

Si eres fanático de los alimentos procesados, aumentas tu riesgo de contraer diabetes tipo 2. Por un lado, cuanto más consume estos alimentos, más se elevan tus niveles de azúcar en sangre, ya que estos tienden a ser altos en carbohidratos. Lo que quizás no sepas es que tener niveles altos de azúcar en sangre durante un período prolongado puede hacer que tus células sean menos receptivas a la insulina. Y la insulina es una hormona producida por las células beta del páncreas en respuesta al aumento de la glucosa en sangre. Cuanto más alta sea la glucosa en sangre (como resultado de comer alimentos con alto contenido de carbohidratos), más insulina se necesita producir. Las células del cuerpo no tienen un mecanismo interno para absorber glucosa (azúcar) del torrente sanguíneo. Necesitan ayuda y esta ayuda se la ofrece la insulina. Por lo tanto, el propósito de la insulina es actuar como una especie de llave que hace que las células se abran para absorber glucosa en la sangre para su uso en energía. Este proceso es muy eficaz ya que ayuda a las células a eliminar la glucosa del torrente sanguíneo antes de la siguiente comida. Desafortunadamente, si tienes concentraciones altas de glucosa en la sangre todo el tiempo, las células siguen siendo bombardeadas por la insulina. Ten en cuenta que cuanto mayor sea la glucosa, mayor será la insulina. Esto no es bueno porque puede hacer que las células se vuelvan "sordas" (o simplemente menos sensibles) a la insulina, que necesitamos para vivir y regular nuestra conversión de alimentos en energía. Piensa en esto como escuchar el mismo sonido agudo todo el tiempo;

pronto no responderás con la misma urgencia. Lo mismo les pasa a las células. Cuando esto sucede, el cuerpo responde aumentando la cantidad de insulina que produce para que las células escuchen el mensaje. En otras palabras, la insulina tiene que ser un poco más "fuerte" para que las células reciban el mensaje. Esto es lo que se conoce como resistencia a la insulina y es el precursor de la diabetes. Durante un período prolongado, esta producción excesiva puede llevar al cuerpo a un punto en el que dañe las células beta del páncreas. En última instancia, puede terminar teniendo dificultades para controlar la glucosa en sangre y esto es lo que se conoce como diabetes.

Enfermedad cardíaca

Otra buena razón para evitar los alimentos procesados es que estos tienden a tener un alto contenido de grasas trans y aceites vegetales procesados no saludables. Estas grasas contienen un exceso de ácidos grasos omega 6. Tomar demasiado de estos podría aumentar tu probabilidad de desarrollar problemas de salud como inflamación, oxidación y un mayor riesgo de enfermedad cardíaca.

Desafortunadamente, dado que las grasas trans y los aceites de semillas son muy comunes, esto quizás explique por qué las enfermedades cardíacas ocupan los primeros lugares en lo que respecta a la causa de muerte en los países occidentales.

Por lo tanto, si deseas adoptar con éxito la dieta a base de plantas, mantente alejado de los aceites procesados, el trigo, la harina, la carne y los lácteos. Estos productos creados en fábricas y laboratorios solo terminan matándonos. La conveniencia que puedes obtener del uso de tales alimentos definitivamente no vale la pena a largo plazo. Sé que puede ser difícil al principio, y al principio definitivamente todavía anhelaremos cosas como queso y pan. Para el queso, recomiendo encontrar sustitutos veganos como el queso de anacardo. También pueden estar hechos de semillas de sésamo, aceite de coco, almendras y levadura nutricional. Puede que te lleve un poco más de búsqueda, pero puedes encontrarlos en la isla vegana, tiendas naturistas e incluso **parmesano a base de plantas en Amazon**. Y si aún quieres disfrutar comiendo panes y sándwiches, ¡opta por el **pan germinado**!

Capítulo 8. Planear alimentos a base de plantas

¿Te ha pasado alguna vez ir a casa después de un día ajetreado, inspeccionar tu refrigerador y preguntar, "¿qué vamos a comer esta noche?" con una mirada en blanco? Es a esta hora del día que muchas personas deciden pedir comida a domicilio u optar por una solución realmente sencilla para la cena, como hacer un sándwich. Una vez más. Pero hay una manera de asegurar que tengas algo bueno para comer al final de un largo día. El secreto es planificar con comidas a base de plantas.

La planificación de las comidas te permite saber de antemano qué comidas se servirán las noches de los días laborables. Esto ayuda a preparar una lista de compras, minimizando las comidas listas para comer y poniendo verduras en el menú. Planificar bien también te permite adelantarte y preparar algunos platos incluso antes de comenzar la semana. Pero, sobre todo, ayuda a despejar la cabeza de la famosa pregunta: "¿qué vamos a comer esta noche?"

Planificar tus comidas a base de plantas te ayuda a comer bien, a pedir comida a domicilio con menos frecuencia (¡y por lo tanto a ahorrar dinero!) Y, además, te ayuda a estar menos estresado por lo que vas a comer.

Siguiendo hay algunas cosas que puedes hacer para disfrutar de comidas deliciosas y bien preparadas a base de plantas.

¿Por qué planificar tus comidas a base de plantas?

Planificar tus comidas a base de plantas tiene muchos beneficios y te permite:

Evitar la fatiga decisional

Cuando llega la hora de cenar, te has pasado el día tomando decisiones, grandes o pequeñas. ¡Tener que decidir qué vas a comer en el último minuto es un estrés adicional que puede llevarte a hacer pasta (o pizza a domicilio) por enésima vez!

Al decidir en un momento tranquilo tus comidas a base de plantas de la semana, el fin de semana, por ejemplo, no solo tendrás la cena de la noche, sino que también el almuerzo estará resuelto. ¡Es simplemente liberador!

Limitar el desperdicio de alimentos

Planificar comidas a base de plantas también es tomarte el tiempo para hacer un balance de lo que ya tienes en su refrigerador, tu congelador, tu armario (o incluso tu jardín) y debe ser consumido más o menos rápidamente. Por cierto, ahorrarás dinero.

Comer más variado y equilibrado

Al tener visibilidad de varios días en tus comidas, podrás identificar los alimentos que regresan con frecuencia y que quizás podrías reemplazar.

Adelantarte

Tener en mente o bajo tus ojos los menús de los próximos días también anima a hacer pequeñas tareas con anticipación, como limpiar una ensalada o plantas, poner tofu a marinar. Las pequeñas cosas de la noche te habrán ahorrado un tiempo precioso.

¿Cómo planificar tus comidas?

No creo que exista una dirección infalible y universal. La dirección correcta es la que más le conviene: no te resulta inconveniente y te facilita la vida. La clave es comenzar sin esperar a encontrar la dirección. ¡Una hoja de papel y un lápiz son suficientes!

Empieza por llevar un calendario

Escribe tus compromisos profesionales y sociales, eventos escolares y cualquier cosa que afecte tu horario. Si compartes tus comidas con familiares o amigos, también considera sus horarios en el calendario. Luego, observa los días en los que tendrás tiempo para cocinar y los días en que tendrás menos tiempo. Opta por comidas que vayan con el tiempo que tengas. Por ejemplo, si ves que solo tendrás 10 minutos en un día determinado, puedes esperar cocinar algo en ese sentido, no un pollo y papas asadas.

Elige recetas y ve de compras

Encuentra ideas de comidas a base de plantas para cada noche y haz una lista de los ingredientes que necesitarás. Ve de compras con tu lista en la mano para abastecerte. Tener alimentos básicos te lo pondrá fácil y podrás preparar rápidamente las cenas de la semana. Esto también te ahorrará tiempo porque no tendrás que correr al supermercado todos los días. Y como sabrás qué cocinar todas las noches, puedes abrir tu refrigerador y comenzar a cocinar una vez que estés en casa.

Cocina nuevas recetas

El interés por los libros, las revistas y los programas de cocina sigue creciendo, y muchos padres tienen varios libros de cocina casera en casa. Pero, ¿con qué frecuencia están estas nuevas recetas en el menú?

Al planificar el menú de la semana, este es el momento perfecto para hojear tus libros y poner recetas inspiradoras en el menú. Al mismo tiempo, haz la lista de compras. Asegúrate de leer la receta, si requiere marinar la carne con 12 horas de anticipación, será necesario preverlo.

Si comienzas a cocinar especialmente en el último minuto, siempre suelen ser las mismas recetas las que estarán en el menú porque son las que te sabes de memoria. Si vuelven con demasiada frecuencia, siempre tendrás ganas de comer lo mismo. Al incluir nuevas recetas, el menú será más variado y, además, será más motivador cocinar.

Al planificar bien las comidas, también será posible intentar incorporar nuevos platos y alimentos en el menú, por ejemplo, comidas vegetarianas o una nueva verdura.

Planificación clásica

Eliges recetas y las colocas en tu plan o programa y luego elaboras una lista de compras basada en eso. Estas instrucciones se pueden optimizar mediante el uso de aplicaciones que ofrecen listas de compras integradas, y también puedes suscribirte a planificadores de comidas que preparan menús según tus preferencias.

Para aquellos que quieran progresar y repetidamente entrenar un tipo de plato, esto les permite buscar ideas en un contexto específico, en definitiva, ya no te vas al asalto de recetas al azar en internet o incluso en tus libros de cocina sin saber a dónde vas.

La planificación de las comidas es un elemento clave para una buena gestión alimentaria. Si has intentado varias veces planificar mejor las comidas, pero el hábito aún no está anclado, seguro que hay algo más que no está funcionando.

Por lo tanto, la idea es utilizar un poco de cada enfoque mientras te adaptas a tu contexto concreto: habilidades, limitaciones de la semana, entre otros. Sin embargo, revisar estas diferentes direcciones me pareció interesante para situar tu práctica, ¡y espero que busques nuevos horizontes!

Capítulo 9. Nutrientes esenciales a considerar

Un aspecto importante de cualquier plan de dieta es conocer los nutrientes que obtendrás de los alimentos que consumes. Esto garantiza que no le niegas a tu cuerpo los nutrientes esenciales que necesita para su crecimiento y otros propósitos. Los vegetarianos deben tener en cuenta los nutrientes de sus alimentos simplemente debido a problemas de deficiencia. En este caso, deben conocer los mejores alimentos que les brinden alternativas proteicas y otros nutrientes vitales como hierro, vitamina B-12, calcio, vitamina C, zinc y ácidos grasos omega-3.

A menudo, la mayoría de las personas tiene la percepción de que los alimentos vegetales carecen de la proteína de buena calidad que el cuerpo necesita. Del mismo modo, algunas personas que hacen dieta están preocupadas de que, al seguir una dieta a base de plantas, puedan estar negando a sus cuerpos nutrientes vitales. Es por esta misma razón que este capítulo te ayudará a comprender los alimentos correctos que debes elegir cuando busques nutrientes específicos.

Proteína

La proteína es un nutriente esencial en el cuerpo. No solo ayuda a desarrollar y reparar los músculos, sino que también ayuda a mantener la salud de nuestra piel y huesos. El sistema inmunológico también requiere proteínas para funcionar de manera óptima en la prevención de enfermedades. Por lo tanto, si eres nuevo en una dieta vegana, es posible que tengas preguntas sobre tus fuentes de proteínas. Por supuesto, esto se atribuye al mito de que las dietas a base de plantas no proporcionan al cuerpo los nutrientes suficientes.

Sin embargo, existen varios alimentos vegetales que te proporcionarán la proteína que necesitas en tu dieta. Algunos de estos alimentos incluyen frijoles, productos de soya, semillas, nueces, guisantes, verduras y cereales integrales. Cuando busques proteínas en vegetales, tu carrito de compras debe estar lleno de vegetales como brócoli, maíz dulce amarillo, papas, lentejas, guisantes, coles de Bruselas, brócoli rabe, aguacate y coliflor.

Evidentemente, puedes ver que tienes muchas opciones para elegir cuando buscas proteínas en tu dieta. Ahora, hagamos algunos cálculos para determinar la cantidad de proteína que podrías necesitar en tu dieta. De acuerdo con la Ingesta Diaria Recomendada, la cantidad de proteína que debes consumir diariamente es equivalente a 0,8 gramos por kilogramo de tu peso corporal, o 0,36 gramos por libra. Digamos que pesas 80 kilogramos. Debes multiplicar esto por 0,8 gramos para determinar la cantidad de proteína que necesitas diariamente. En este caso, la cantidad de proteína será de 64 gramos.

Los diversos alimentos mencionados anteriormente ofrecen cantidades variables de proteína. Esto implica que la combinación de varias verduras te proporcionará lo que necesitas. Una porción de una taza de lentejas, por ejemplo, le proporcionará 18 gramos de proteína. Una taza de guisantes, por otro lado, solo te proporcionará 8.5 gramos de proteína (Chertoff, 2016). A juzgar por los números, todo lo que necesitas es una combinación de diferentes alimentos vegetales para satisfacer tu ingesta diaria de proteínas.

Hierro

Hay varias funciones del hierro en nuestro cuerpo. Esto hace que este nutriente sea muy importante. Este nutriente es necesario para la producción de sangre. También ayuda en el transporte de oxígeno en la sangre a través de la producción de hemoglobina. La falta de hierro en la sangre hará que el cuerpo no obtenga suficiente oxígeno. La presencia de hierro en el cuerpo también garantiza que los alimentos que ingerimos se conviertan fácilmente en energía (Spatone, "¿Qué hace el hierro por el cuerpo? El papel del hierro: Spatone"). También vale la pena mencionar que el cuerpo necesita hierro para una función cognitiva óptima. Las funciones cerebrales que dependen del hierro incluyen el estado de alerta, la atención, la memoria, la inteligencia, la resolución de problemas y el aprendizaje. Por tanto, una ingesta equilibrada de hierro asegura que nuestro cerebro funcione bien.

Los beneficios del hierro mencionados anteriormente demuestran que el hierro es de hecho un nutriente importante que el cuerpo necesita. Desafortunadamente, el cuerpo no produce hierro de forma natural. En consecuencia, depende de nosotros complementarlo mediante una buena elección de alimentos. Los alimentos vegetales que nos aportan hierro incluyen legumbres, nueces y semillas, cereales y verduras.

Las legumbres ideales para comprar son lentejas, tofu, habas, garbanzos, frijoles negros y soja. Los mejores granos para comprar aquí incluyen cereales fortificados, avena, arroz integral y quinua. En términos de nueces y semillas, debes optar por pino, calabacín, calabaza, girasol, anacardos y pistachos. La col, la acelga y la salsa de tomate también son excelentes fuentes de hierro en la categoría de verduras.

Vitamina B12

Al igual que el hierro, la vitamina B12 es un nutriente esencial necesario para el funcionamiento óptimo del cerebro. Además, ayuda en la producción de glóbulos rojos. Esta vitamina no está presente en los alimentos vegetales. Sin embargo, se puede obtener fácilmente en la carne. Dado que estás cambiando de lado, es imperativo saber dónde puedes obtener este nutriente.

La ausencia de vitamina B12 en los alimentos vegetales no debería disuadirte de evitar estrictamente los productos de origen animal. Como vegano, deberías considerar tomar suplementos que te proporcionen este nutriente. Si vas a hacer esto, asegúrate de discutirlo con tu médico y ellos te recomendarán los mejores suplementos.

Sin embargo, la vitamina se puede encontrar en alimentos enriquecidos que incluyen cereales, levadura nutricional, leche de cáñamo y sustitutos de la carne. Antes de comprar estos productos en las tiendas, es vital que leas las etiquetas nutricionales. De esta manera, evitas llevarse a casa alimentos con alto contenido de azúcar y otros aceites no saludables.

Calcio

Cuando piensas en calcio, lo primero que se te viene a la mente es la leche, ¿cierto? Bueno, a lo largo de los años, nos han hechos entender que los productos lácteos son las mejores fuentes de calcio. Mientras que esto es verdad, también debes saber que este nutriente es posible obtenerlo de comidas de origen vegetal. Para evitar los efectos de salud negativos asociados con los lácteos y otros productos de origen animal, es mejor escoger ciertas comidas de origen vegetal.

El calcio es de gran importancia es nuestra salud ósea y desarrollo dental. También juega un gran rol en los nervios, la función muscular y la salud cardíaca. Los adultos deben ingerir 1.000 mg. de calcio diariamente. Los niños deben tener incluso una mayor ingesta de 1.300 mg. diario (Jennings, 2018).

Las fuentes de calcio de origen vegetal ideales incluyen: bok choy, col china, brócoli, tofu cuajado con calcio, frijoles, lentejas y frutas. Las mejores frutas aquí incluyen moras, grosellas negras y frambuesas.

Vitamina C

La vitamina C será un nutriente más fácil de obtener, ya que la mayoría de las frutas y verduras pueden proporcionar al cuerpo este nutriente vital. Esta vitamina ayuda a fortalecer el sistema inmunológico del cuerpo. Como resultado, la vitamina C a menudo se percibe como un remedio para el resfriado común. Los alimentos veganos recomendados para agregar a tu dieta aquí incluyen brócoli, piña, coles de Bruselas, kiwi, pimientos, naranjas y espinacas. Todos estos alimentos te proporcionan distintas cantidades de vitamina C. Por ejemplo, una porción de una taza de brócoli te proporcionará aproximadamente 81 mg. de vitamina C. Se puede obtener una mayor cantidad de una taza de kiwi, ya que te proporciona casi 167 mg. de este nutriente (Von Alt, 2017).

Zinc

El zinc tiene varias funciones importantes en el cuerpo. Está clasificado como un nutriente esencial porque el cuerpo no puede producirlo de forma natural. Por lo tanto, vale la pena saber cómo puedes complementar tu dieta para asegurarte de proporcionarle a tu cuerpo este nutriente. El zinc ocupa el segundo lugar como el mineral más abundante en el cuerpo después del hierro (Kubala, 2018). El mineral ayuda con el metabolismo, la función nerviosa, la digestión y las funciones inmunológicas.

Entonces, ¿qué alimentos deberías comer para obtener zinc? Las fuentes ideales incluyen tempeh, granos integrales, tofu, lentejas, semillas, nueces, guisantes, frijoles y varios cereales fortificados. En algunos casos, es posible que el cuerpo no absorba fácilmente el zinc debido a los compuestos de fitatos. Por lo tanto, es muy recomendable que sumerjas algunos de estos alimentos antes de cocinarlos. Los granos, semillas y frijoles entran en esta categoría.

Ácidos grasos omega-3

Los ácidos grasos omega-3 también son nutrientes esenciales, lo que significa que el cuerpo no puede producirlos. Hay tres formas de ácidos grasos omega-3:

- Ácido docosahexaenoico (DHA)

- Ácido alfa-linolénico (ALA)

- Ácido eicosapentaenoico (EPA)

Las personas que comen pescado generalmente obtienen DHA y EPA. El ALA, por otro lado, se obtiene a partir de alimentos vegetales. La buena noticia es que el cuerpo puede convertir el ALA obtenido de las plantas en DHA y EPA. Sin embargo, el proceso no es tan eficiente. En consecuencia, puedes complementar tu dieta con aceite de semilla de cáñamo, aceite de linaza o semillas de chía para ayudar a optimizar el proceso de conversión.

Otros alimentos recomendados para ingerir incluyen aceite de algas, nueces, aceite de perilla y coles de Bruselas.

La información detallada en esta sección debería ayudarte a darte cuenta de que los nutrientes importantes que a menudo se supone que están presentes solo en los productos animales también se pueden obtener de los alimentos vegetales. Por lo tanto, es importante conocer y comprender los nutrientes que obtienes de tus alimentos vegetales; esto confirma que estás obteniendo todos los nutrientes vitales que tu cuerpo necesita para un funcionamiento óptimo.

Capítulo 10. Transición completa

Deshacerse de la carne es el primer paso para realizar una transición completa a una dieta a base de plantas. Pero hay otras cosas que aún debes hacer. Recuerda: Tu objetivo es hacer una transición completa a una dieta a base de plantas tan pronto como sea posible. Esto le dará a tu cuerpo el tiempo suficiente para adaptarse a la dieta y podrás ver los beneficios de adherirte a la dieta. Como tal, necesitas:

Deshacerte de los huevos y los lácteos

Mucha gente piensa que renunciar a los lácteos es lo único que puede evitar que adopten una dieta a base de plantas. Pero puede hacerse. Piénsalo. Menos del 40% de los adultos tienen la capacidad de digerir la lactosa. Si no puedes digerir la lactosa, te enfrentarás a problemas como flatulencia, hinchazón, diarrea calambres y náuseas. Esto se debe a que los azúcares que consumes se atascarán en el colon y comenzarán a fermentar Como tal, has añadido una razón para dejar de consumir lácteos

Otra cosa que debes dejar de comer son los huevos. Sí, esto incluye los huevos que usas para hornear. En lugar de usar huevos, puede usar cosas como huevos de lino, plátano y huevos de chía.

Reconsiderar cómo compras

Ahora que te has deshecho de la carne, los huevos y los lácteos, es hora de reconsiderar la forma en que compras. Empieza por limpiar tu despensa. Deshazte de cualquier producto alimenticio que no deba consumirse en la dieta a base de plantas. A continuación, piensa en lo que necesitas comprar y dónde es probable que lo consigas. En lugar de explorar las islas de los supermercados, es posible que debas cambiar de táctica y dirigirte a los mercados de agricultores y granjas siempre que te sea posible. De esta manera, obtendrás productos frescos a precios más bajos. No pierdas el tiempo en cosas que ya no puedes comer. Evita tales secciones si puedes. Hace una lista de lo que necesitas te resultará útil.

También debes familiarizarse con la práctica de verificar etiquetas. Recuerda: Ahora estás siguiendo una dieta a base de plantas. Los productos de origen animal no deben tener un lugar en tu lista de compras. Leer las etiquetas te ayudará a ver las señales de alerta y, como tal, podrás evitar dichos productos.

Abastecer tu despensa

Debes tener el hábito de abastecer su despensa con los tipos de alimentos que deseas comer. Como dicen: "fuera de la vista, fuera de la mente". Si deseas agregar ciertos alimentos a tu dieta, debes poder alcanzarlos siempre que los necesites. Alimentos como frutas, verduras, cereales integrales, grasas saludables, legumbres, nueces y semillas deben tener un lugar en tu despensa. Sin duda, sería útil tener algunas recetas cerca para que puedas planificar lo que necesitarás comprar.

No te excedas cuando estés comprando. No es necesario que llenes tu despensa con alimentos que no comerás. Sería más prudente encontrar algunos alimentos que tengas la intención de usar con frecuencia y asegurarte de tener suficiente. Por ejemplo, puedes comprar a granel (al por mayor) productos como arroz y avena y decidir comprar semanalmente productos como frutas y verduras frescas. A medida que pase el tiempo, tendrás una buena idea de cuánta comida comerás y tus compras serán más fáciles.

¿Qué puedes esperar después de 20 días?

En las primeras dos semanas, deberías haber realizado una transición completa a la dieta a base de plantas. Después de 20 días, puedes verificar tu progreso para ver si estás en el camino correcto. Hay ciertas cosas que notarás después de 20 días con la dieta a base de plantas.

Una vez que cambies completamente a la dieta a base de plantas, debes esperar tener días malos. Sí, hay días que serán más difíciles que otros. Esto es especialmente cierto en los primeros días de la transición completa. Te apetecerán ciertos alimentos. Anhelarás los productos de origen animal y comenzará a "soñar" con alimentos que ya no podrás comer. Esto es normal. Pero a medida que pasan los días, los antojos disminuirán. Otra cosa que notarás es que tus papilas gustativas "cobrarán vida". Los diversos alimentos que comerás contribuirán a mejorar el sabor y la sensación. Debes darte tiempo para adaptarte antes de determinar si te gusta o no cierto tipo de comida.

En una nota positiva, pronto notarás que tienes mucha energía. Esta energía será constante durante todo el día. No fluctuará. Cosas como las "depresiones" de la tarde serán cosas del pasado. Si estabas acostumbrado a dormir en el transcurso del día, encontrarás que estás más alerta a lo largo del día. Como tal, tus días serán más productivos. Si aprovechas esto, podrás experimentar un mejor sueño durante la noche.

Una vez que dejes los huevos y los lácteos, notarás un cambio en cómo te sientes. Si tu cuerpo experimentaba constantemente dolores y molestias, encontrarás alivio. Esto se debe a que los alimentos que comerás estarán llenos de propiedades antiinflamatorias. Te ayudarán a deshacerte del dolor crónico.

A medida que adoptes completamente la dieta, es posible que te encuentres respondiendo preguntas de tus amigos y familiares. Las personas sentirán curiosidad y algunas sospecharán al ver los cambios que estás haciendo. Tendrán preguntas y algunos pueden desanimarte y burlarse de ti. Esto no debería impedirte completar el programa. Este es el momento de recordar tus motivaciones y, mientras lo haces, debes aprender a mejorar la dieta.

Lightning Source UK Ltd.
Milton Keynes UK
UKHW021333290421
382828UK00005B/35